UN CAS

DE

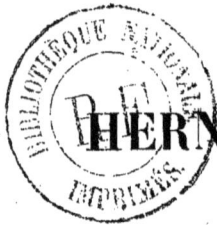

HERNIE MUSCULAIRE

UN CAS

DE

HERNIE MUSCULAIRE

PAR

Baudile DUSAULS

DOCTEUR EN MÉDECINE

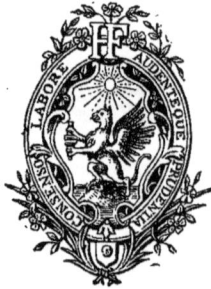

MONTPELLIER

IMPRIMERIE CENTRALE DU MIDI

(HAMELIN FRÈRES)

—

1901

A LA MÉMOIRE DE MA MÈRE

Souvenir de piété filiale.

A MON PÈRE

A MES FRÈRES

A MES SŒURS

Témoignage d'affection.

A MES PARENTS

A MES AMIS

B. DUSAULS.

INTRODUCTION

———

Sous l'inspiration de M. le professeur Forgue, nous avons pris pour sujet de thèse inaugurale la hernie musculaire. Un cas observé dans son service sert de base à ce modeste travail.

La hernie musculaire doit son intérêt à son extrême rareté, mais aussi à l'incertitude dans laquelle on est resté longtemps sur son existence, à la confusion qui a toujours régné autour d'elle, et aux discussions nombreuses qu'elle a soulevées.

De nos jours encore, certains auteurs n'en ayant jamais eu d'exemple sous les yeux, sont tentés de nier son existence.

La littérature chirurgicale en présente pourtant des exemples incontestables, et l'observation que nous rapportons est d'une netteté frappante.

Que le mécanisme d'apparition de ces hernies ne soit pas d'une clarté, d'une simplicité qui s'imposent, nous en convenons ; mais, puisque les faits sont là, on ne saurait nier, de nos jours, leur existence.

Nous avons adopté le plan classique, insistant surtout sur la pathogénie et la symptomatologie.

Nos conclusions sont celles qui paraissent découler de l'état actuel de la science sur cette question.

Avant de commencer ce modeste travail, il nous est doux d'exprimer à tous nos Maîtres notre respectueuse sympathie et notre profonde reconnaissance. Nous n'oublierons jamais le zèle et le dévouement qu'ils ont mis à faire notre éducation médicale.

Nous remercions M. le professeur Forgue de l'honneur qu'il nous fait en acceptant la présidence de notre thèse; nous lui adressons, ici, l'hommage de notre plus vive gratitude.

UN CAS

DE

HERNIE MUSCULAIRE

HISTORIQUE DÉFINITION

Depuis les communications retentissantes de Farabeuf et après les expériences de Guinard, la hernie musculaire vraie est admise par tous les auteurs, et on peut donner d'elle une définition nette et des signes ne permettant plus l'erreur.

C'est donc dire implicitement que la hernie musculaire vraie a été, jusqu'à notre époque, tour à tour admise ou niée, toujours mal comprise.

Nélaton, dans son *Traité de pathologie chirurgicale* de 1854, s'élève contre les idées de ses prédécesseurs et de ses contemporains. Il n'admet d'autre lésion chirurgicale des muscles que leur rupture; niant systématiquement l'existence de leur hernie, il considère comme n'ayant été que des cas de rupture les « éraillures aponévrotiques », les « luxations, entorses, hernies musculaires » décrites par les auteurs qui l'avaient précédé.

En 1861, Mourlon, dans son *Essai sur les hernies muscu-laires*, en donne la définition suivante: C'est, dit-il, le déplacement du muscle hors de son aponévrose. Cette définition, trop élastique, peut englober les hernies de la rupture musculaire. Et, si Mourlon avait voulu décrire la rupture du muscle, il n'en eût pas donné d'autres signes que ceux qu'il attribue à la hernie musculaire.

Les idées erronées de Mourlon faisaient foi quand Farabeuf, en 1881, vint protester au nom de la physiologie et démontra, à propos d'une observation de M. Larger, que les idées jusqu'alors émises étaient inadmissibles.

En 1888, les expériences de Guinard vinrent heureusement confirmer tout ce qu'avait dit Farabeuf. Jeannel, dans l'*Encyclopédie internationale de chirurgie*, laissant de côté tous les articles parus sur la question, ne cite que la doctrine de Farabeuf comme « bien assise et passée au crible de la critique anatomique et physiologique ».

La hernie musculaire vraie, telle qu'on l'entend aujourd'hui, est le passage d'une portion de muscle non rompu au travers d'un orifice accidentel de la gaîne aponévrotique.

La définition qu'en donne Choux, en 1893, est elle-même incomplète : issue d'une partie des faisceaux d'un muscle à travers une déchirure de son aponévrose.

C'est ainsi qu'on a publié nombre d'observations qui, avant d'être admises comme authentiques, doivent être l'objet d'un contrôle sévère.

Plusieurs observations enfin ont trait à des hernies par distension aponévrotique. Doit-on les rejeter du groupe des hernies musculaires vraies? Non, car elles ne sont qu'un stade transitoire de la hernie musculaire vraie par déchirure aponévrotique.

Quoique bien connue, la hernie musculaire n'en est pas moins une véritable rareté pathologique, et les cas d'authenticité absolue sont en nombre infiniment petit.

ÉTIOLOGIE. — PATHOGENIE

La hernie musculaire est l'apanage de l'âge adulte et du sexe masculin ; elle ne se présente en général que chez l'homme bien développé au point de vue musculaire, se livrant à des travaux pénibles ou appelé à fournir des efforts vigoureux.

Pour la commodité de leur étude, on divise en général les hernies musculaires vraies en deux groupes : le premier groupe comprend celles ou la distension musculaire joue le seul rôle ; le second, celles où l'on note une altération de l'aponévrose, altération traumatique : chirurgicale ou accidentelle. Tout en acceptant cette division, nous ferons plus tard remarquer ce qu'elle a d'artificiel.

Contre les premières, on a dit que les muscles sont assez loin de remplir les loges aponévrotiques, que, lors de la contraction musculaire, la pression intra-aponévrotique est presque nulle. Larger invoque une sorte de complaisance entre les loges des groupes musculaires antagonistes que l'on pourrait exprimer ainsi : quand un muscle se raccourcit et grossit, il tire à lui la couverture que lui cède volontiers son antagoniste allongé et aminci par l'action du premier.

Ceci est évident dans les mouvements simples où un muscle seul agit ; mais, si nous consultons les cas publiés, nous verrons que les hernies se sont toujours produites dans des mouvements complexes.

Prenons d'abord comme exemple le rameur de Verneuil. Celui-ci présentait des hernies musculaires au stade de distension aponévrotique des deux demi-membraneux, ainsi que des saillies musculaires anormales des trapèzes et des sus-épineux. On ne saurait nier que cet homme ne mît en jeu toutes ses forces actives, s'arc-boutant avec les pieds pour ramer plus vigoureusement soit pour remonter le fleuve, soit pour traverser les passes dangereuses. Choux rapporte aussi une hernie du jambier antérieur droit, à ce stade-là, chez un sujet vigoureux et grand marcheur. L'officier de douanes cité par Prat, qui portait une hernie du jambier antérieur arrivée à la rupture aponévrotique, était lui aussi obligé de fournir de vigoureux efforts dans l'exercice de ses fonctions. Prenons enfin les cas les plus fréquents, la hernie des adducteurs chez les jeunes cavaliers. « Chez eux, dans l'effort d'adduction et d'extension combinée des cuisses, les masses musculaires sont à plein dans leurs gaînes, et, si la distension n'a pas lieu dans les mouvements simples, elle est inévitable dans ces mouvements complexes, où presque tous les muscles de la cuisse sont à la fois raidis et contractés . »

Elle se fera le plus souvent en surface, l'aponévrose s'amincira, s'éraillera et finira par éclater. On comprend que le temps nécessaire pour arriver à ce résultat sera considérablement réduit si l'on a affaire à un sujet prédisposé par la minceur et le peu de résistance de ses aponévroses.

Toutefois, dans ces hernies des adducteurs, on ne saurait nier que les froissements répétés, les traumatismes même auxquels est soumise l'aponévrose, n'aient une influence considérable, prédominante peut-être.

Dans le trot à l'anglaise où le cavalier, dressé sur les étriers, est en équilibre grâce à la contraction simultanée des muscles extenseurs et fléchisseurs du bassin, et surtout des muscles de la jambe, on peut voir survenir des hernies musculaires par ce même mécanisme.

Un faux mouvement, amenant une contraction exagérée ou

anormale d'un de ces muscles, hâtera la rupture de la gaîne aponévrotique et pourra en imposer pour une rupture musculaire.

Le second groupe de hernies a été aussi nié par plusieurs auteurs. Ceux-ci se basaient sur la rareté des hernies observées après l'ouverture large d'une aponévrose.

Il convient d'abord de dire qu'en effet certains muscles se prêtent difficilement à la hernie. Ecoutons plutôt Guinard : « Lorsqu'on agit sur des muscles larges, adhérant solidement à leurs aponévroses d'enveloppe, on n'arrive pıs à produire de hernie. » Cela est dû sans doute aussi à ce que ces muscles larges et courts, n'imprimant aux os que des mouvements à incursion très faible, se déplacent peu au pas et ne changent guère de forme dans la contraction.

Ce processus herniaire est aujourd'hui admis. Delorme en cite deux cas : un malade de Verneuil présentait une hernie du jambier antérieur ayant succédé à la ligature de la tibiale antérieure ; à la suite d'un séton de l'avant-bras, une hernie musculaire soulevait la cicatrice laissée par la balle et l'on sentait la solution de continuité aponévrotique. Chez le malade de Hartmann, la hernie était apparue à la suite d'une fracture vicieusement consolidée du fémur ; les fragments chevauchés avaient été sans doute les agents de cette déchirure aponévrotique.

Dans ce groupe, on le voit, le traumatisme est la cause plus ou moins éloignée, l'amorce à la hernie, la distension musculaire, la cause immédiate.

A côté de ces hernies où le traumatisme est manifeste, je rangerai des cas où le traumatisme, pour être moins apparent, n'en doit pas moins être incriminé.

Ainsi chez notre malade un traumatisme antérieur d'un an environ n'ayant pas même lésé la peau, mais par contre ayant provoqué à bref délai l'apparition d'une tumeur infiniment petite, est la cause réelle de la hernie.

Cette hernie, par distension ou rupture réduite à ces faibles dimensions, ne devint nettement appréciable et incommode pour le malade qu'un an après, en prenant brusquement de plus grandes dimensions. N'était la date rapprochée des deux accidents, on eût pu facilement méconnaître la cause vraie de la tumeur actuelle.

On rangera aussi parmi les hernies traumatiques, la hernie que présentait le malade observé par M. le professeur Tédenat. Ce malade, bateleur de profession, faisait dans ses exercices forains rebondir des poids sur son biceps tendu. L'aponévrose contusionnée, irritée chroniquement, finit par céder.

De ce que nous venons de dire, il ressort que, sauf les cas où l'on ne peut expliquer la hernie que par la distension musculaire, les hernies musculaires vraies relèvent de deux causes toujours associées : la distension musculaire, le traumatisme. Toutes, même les premières, relèveraient de ces deux causes associées, si avec certains auteurs nous admettons que les contractions brusques des muscles dans des exercices violents et répétés, traumatisent ou irritent tout au moins la paroi interne de l'aponévrose.

Cette compréhension semble être la plus proche de la vérité.

Si, en effet, lors de la contraction lente d'un muscle, l'aponévrose a le temps de s'adapter à la forme de ce muscle ou de s'amplifier aux dépens des autres loges musculaires, il n'en est plus de même lorsque la contraction est brusque ou irraisonnée, mouvement de défense par exemple.

A plus forte raison n'en sera-t-il plus de même, si l'aponévrose a été déjà accaparée par les muscles antagonistes contractés. Dans ces cas, l'aponévrose sera violentée et il se sera réalisé à la fois les deux mécanismes invoqués plus haut : distension et froissements de l'aponévrose ou traumatisme.

ANATOMIE PATHOLOGIQUE

Les caractères macroscopiques seuls nous arrêteront ; l'étude microscopique des lambeaux aponévrotiques ou musculaires enlevés au cours des opérations a été négligée jusqu'ici.

La peau saine, de coloration et d'aspect normal, est mobile sur les tissus sous-jacents. On n'a jamais noté de troubles trophiques. L'incision traverse un tissu cellulaire sain. Une fois sur la tumeur, l'aspect change avec la variété de hernie. Dans les cas de distension aponévrotique, la masse musculaire est coiffée d'une lame aponévrotique plus ou moins amincie. Dans le cas de Legueu, cette lame aponévrotique était réduite à une mince pellicule blanchâtre. Cette minceur, au lieu d'être uniforme, peut être exagérée en certains points.

Tantôt l'aponévrose amincie sur toute la surface de la tumeur se continue brusquement à la périphérie avec une aponévrose d'épaisseur normale ; c'est dans ces cas qu'on croit à l'existence d'une fente aponévrotique.

Tantôt on passe insensiblement d'une portion très amincie, qui occupe en général le sommet de la tumeur, à l'aponévrose saine qui est à la base de la tumeur.

Dans les hernies par solution de continuité, deux modalités peuvent se présenter :

La solution de continuité s'est faite dans la direction des fibres aponévrotiques parallèles à la direction du muscle. Il semblerait qu'il y a solution de contiguité plutôt que solution de continuité.

Les fibres perpendiculaires ou obliques aux premières se sont rompues suivant une ligne nette. C'est là le cas le plus fréquent. Où bien il existe de véritables trous de l'aponévrose : les fibres longitudinales, perpendiculaires ou obliques se sont rompues en même temps, c'est ce qu'on observait chez le malade de Hartmann.

Le muscle est en général libre de toute adhérence. Dans les cas où on a excisé la portion musculaire herniée, on n'a rien trouvé d'anormal au centre du muscle, ni sur le lambeau excisé. On n'a constaté ni myosite, ni altération quelconque du muscle, quoique certains auteurs pensent que l'état anatomique du muscle n'est pas étranger à leur hernie.

ÉTUDE CLINIQUE

La hernie musculaire vraie a, en général, un début insidieux et lent ; les malades restent parfois longtemps sans s'en apercevoir. La tumeur primitive, à relief à peine visible, plus ou moins allongée, s'accroît lentement ; quelquefois au contraire un effort musculaire la met rapidement en saillie. Le malade n'éprouve pas de douleur, mais une simple sensation de pesanteur, de gêne, de faiblesse dans le membre affecté. Cette gêne peut être exagérée jusqu'à aboutir à une véritable difficulté de la marche, à de la claudication. Il en était ainsi chez le malade de Lejars, à hernie du tenseur du fascia lata, et chez le nôtre dont la hernie, jusque-là insignifiante, s'était développée brusquement. Si l'on doit en effet être prévenu contre la hernie à apparition brusque, qui n'est souvent qu'une rupture musculaire avec ses conséquences, on ne doit point la nier. Un effort violent peut révéler une hernie en voie de formation jusque-là méconnue, en hâtant la rupture aponévrotique, en augmentant subitement le relief d'une hernie déjà existante et les troubles à elle inhérents.

Le volume de la tumeur est très variable comme surface et comme relief: les unes petites et peu saillantes comme chez notre malade ; les autres plus grandes comme celle de Darricarrère, qui mesurait 7 à 8 centimètres de long sur 5 de large ; d'autres enfin moyennes comme dans la hernie présentée par le malade de Choux, où la longueur étant de 5 à 6 centimètres, la largeur n'atteignait guère que 1 centimètre et demi.

Molle, dépressible, réductible mécaniquement au repos, la hernie change de consistance et de volume suivant les diverses attitudes passives ou actives imprimées au membre.

Ces signes bien mis en relief par Farabeuf et Guinard, servent de base au diagnostic de la hernie musculaire vraie.

La tumeur est formée par une portion des faisceaux du muscle qui, au lieu d'être rectilignes, sont devenus arciformes en s'échappant de la gaîne aponévrotique. Tout mouvement qui tendra à redresser cette courbure fera disparaître totalement ou presque totalement la tumeur.

Ce résultat est obtenu en allongeant mécaniquement le muscle ; pour cela, on éloigne au maximum les points extrêmes d'insertion musculaire, c'est la distension passive. Si l'on fait contracter le muscle sans s'opposer à son action sur les leviers osseux, les fibres tendront encore à devenir rectilignes et la tumeur à disparaître. Si, enfin, on fait contracter le muscle en s'opposant à son action, la réduction s'obtiendra aussi.

La réduction de volume de la hernie, très appréciable dans la deuxième manœuvre, n'arrive à être complète que dans la distension passive et la contraction musculaire poussée au maximum en s'opposant à l'offet actif du muscle. En même temps qu'elle diminue, la tumeur prend une consistance plus dure.

Toute tumeur ne présentant pas ces signes ne sera pas une hernie vraie.

On a beaucoup insisté et tout à fait à tort sur la sensation de fente aponévrotique ; beaucoup l'ont considérée comme un signe certain de hernie, avec solution de continuité aponévrotique. On est arrivé ainsi à de nombreuses erreurs de diagnostic.

Outre que cette solution de continuité n'est nullement pathognomonique, il serait imprudent d'affirmer son existence tant qu'on ne l'a pas eue sous les yeux. Dans bien des cas le défaut qui se trouve au niveau d'une rupture musculaire, d'une collection liquide sous-aponévrotique, donne au doigt une sensation analogue. La sensation de fente aponévrotique ne sera donc prise en considération que lorsqu'on aura constaté la présence des autres signes, seuls signes vrais de la hernie musculaire.

Très rarement le muscle hernié contracte des adhérences hors de la gaîne aponévrotique, mais chez notre malade la tumeur musculaire adhérait au pourtour de l'orifice aponévrotique lui-même. Cette condition explique pourquoi, lors de la contraction du muscle, nous n'obtenions qu'une réduction incomplète ; en effet, lorsque au cours de l'opération on eut libéré la masse musculaire, celle-ci se réduisit complètement.

D'après ce que nous avons dit jusqu'ici, on pourrait conclure que les troubles, les désagréments liés à la hernie musculaire sont négligeables. S'il en est parfois ainsi, en retour on a vu souvent ces troubles si légers s'aggraver dans les exercices prolongés. L'équitation devient pénible, sinon impossible dans la hernie des adducteurs ; la marche un peu prolongée réveille des crampes et de véritables douleurs lors de la hernie du jambier antérieur. On arrive ainsi à la constitution d'une véritable infirmité dont les malades demandent à être débarrassés.

DIAGNOSTIC

L'importance de poser un bon diagnostic est ici plus théo-
rique que pratique, car les autres tumeurs avec lesquelles on
peut confondre la hernie musculaire vraie sont, elles aussi,
justiciables d'une opération.

Nous citerons pour mémoire le malade de Verneuil où un
examen trop hâtif avait fait porter le diagnostic de kystes du
creux poplité, alors qu'il s'agissait de hernie des demi-membraneux. Les signes de hernie musculaire existaient au complet. En faveur des kystes et des abcès froids superficielle-
ment placés on aura la fluctuation. Le diagnostic de hernie
musculaire vraie a été porté en présence d'un hématome situé
sous le fascia lata et dû à une fracture chevauchée du fémur ;
on y avait au doigt la sensation très nette de fente aponévrotique.

Le lipome présentera de la mollesse, de la fluctuation; la
contraction musculaire le mettra en saillie et augmentera sa
consistance.

Le diagnostic présentera de plus grandes difficultés si l'on
a affaire à un lipome intra-musculaire; ces lipomes sont, il
est vrai, excessivement rares.

M. le professeur Tédenat cite le cas d'un lipome qui faisait
saillie à travers le deltoïde. La mollesse pâteuse de certains
points, la fluctuation en d'autres, le conduisirent à affirmer
qu'il s'agissait d'une tumeur graisseuse, d'un lipome.

La tumeur n'était pas sous-cutanée à cause de son relief

peu marqué ; son pourtour vague se perdait dans les parties environnantes ; on ne pouvait ni la déplacer, ni la mobiliser. En faisant soulever un poids le bras étendu, la tumeur durcissait, s'aplatissait, ce qui indiquait qu'elle était bridée par des fibres du deltoïde. L'incision montra, sous l'aponévrose amincie, distendue, les lobules de la tumeur qui plongeaient entre les portions moyenne et postérieure du muscle ; il s'agissait d'un lipome intra-deltoïdien.

Le sarcome primitif des muscles, lorsque son volume est encore petit avant sa généralisation, prêtera à erreur de diagnostic. Ces tumeurs, de consistance ferme, immobilisées par la contraction du muscle, sans être réduites de volume mais en perdant seulement la netteté de leurs contours, ne sauraient résister à un examen méthodique.

Les chondromes qui atteignent parfois le tissu conjonctif, les ostéomes et fibromes des muscles, dus à une irritation mécanique, ne sauraient les arrêter.

Les angiomes caverneux des muscles, qui ne sont pas très rares, ne seront point confondus avec la hernie. Outre que les signes de hernie musculaires manquent, l'angiome a pour lui certains caractères propres. Si l'angiome est à prédominance de vaisseaux artériels, on aura une pulsation et un bruit de souffle ou de thrill ; s'il y a prédominance de vaisseaux veineux, la tumeur s'affaissera en élevant le membre, grossira en comprimant les troncs veineux à la racine du membre.

La rupture musculaire est la lésion avec laquelle on a le plus longtemps confondu la hernie musculaire vraie. Aujourd'hui, cette confusion est devenue tout à fait impossible.

Le début de l'une est brusque, en coup de fusil, avec vive douleur, tumeur et une impotence fonctionnelle immédiate et presque complète ; dans l'autre, au contraire, début lent, progressif, simple gêne dans les mouvements n'aboutissant à la douleur qu'après des efforts prolongés. Si quelquefois la hernie musculaire vraie a le début brusque de la rupture, on ne retrouve jamais cette douleur aiguë allant jusqu'à la défaillance et à la syncope, ni l'impotence complète.

On sait enfin que la tumeur due à la rupture musculaire durcit, grossit et remonte légèrement vers l'insertion des faisceaux musculaires.

On ne saurait nier toutefois qu'il n'existe certains rapports entre la rupture et la hernie vraie. Il peut arriver en effet que les deux bouts du muscle se réunissent, et, si alors la rupture aponévrotique persiste, une hernie traumatique pourra survenir dont le mode de formation sera relevé par l'histoire de l'accident primitif.

Legueu, en 1895, cite un cas où, en prolongeant par incision la fente aponévrotique, il découvrit une cicatrice, indice d'une rupture ancienne, qui pouvait bien avoir joué un rôle dans la formation de la hernie actuelle.

TRAITEMENT

Traitement palliatif. — Empêcher l'exagération de la tumeur, obvier à la gêne apportée aux fonctions du membre, tel fut longtemps le but recherché par les chirurgiens. Aujourd'hui encore, lorsque le malade refusant l'opération demande néanmoins à être soulagé, on se donne le même but.

Les bas élastiques ou lacés, les compresses graduées placées sur la tumeur et maintenues par quelques tours de bande, les cuissards lacés destinés à donner un point d'appui au muscle hernié, les cuissards à tension élastique, les bandages herniaires à pelote, le caleçon en caoutchouc avec poires diamétralement opposées, dont l'une placée sur la tumeur, furent tour à tour employées.

Mais tous ces appareils, à action douteuse à cause de leur peu de fixité en général, étaient gênants et incommodes, si même ils ne provoquaient pas de l'œdème par stase veineuse et des dilatations variqueuses.

Traitement prétendu radical. — « Pour guérir radicalement la hernie musculaire, dit Mourlon en 1861 et après lui Follin en 1871, il faudrait faire sur le point lésé une incision jusqu'à l'aponévrose et panser la plaie avec de la charpie sèche, de façon à la faire suppurer et à y développer un tissu cicatriciel assez solide pour boucher le trou de l'aponévrose. » Cette méthode ne pouvait donner que des résultats imparfaits si ce n'est nuls.

TRAITEMENT RADICAL. — Sans s'arrêter à l'opinion de Baudin, qui dit : « que la vitalité tout à fait rudimentaire, à peu près nulle, des aponévroses et des fascia, est insuffisante pour réparer leurs solutions de continuité », on pratique délibérement aujourd'hui la suture aponévrotique.

Duplay, dans l'ouvrage de Follin, en 1886, demande pour elle la préférence : il serait plus rationnel encore, dit-il, de pratiquer l'excision du tissu hernié et de réunir par suture les lèvres de la solution de continuité aponévrotique.

Choux conseille aussi l'excision de la partie herniée ou en imminence de hernie ; il y a utilité même, ajoute-t-il, en sus de l'abrasion, d'opérer une constriction circulaire par quelques ligatures non résorbables, de façon à diminuer la tension des parties à contenir dans le manchon aponévrotique, ainsi que la pression à laquelle sera soumise ultérieurement, lors des contractions musculaires, la suture aponévrotique. Lejars se contenta d'exciser un coin musculaire, fit des ligatures en anse à la base du coin musculaire excisé et un surjet sur les deux lèvres, réunit enfin les deux bords de l'aponévrose par des sutures en anse et un surjet. Tels sont les deux procédés de Choux et de Lejars.

Il sera utile de pratiquer l'avivement des lèvres de la fente aponévrotique, si celles-ci étaient trop minces et incapables de résister à la traction des fils.

Le malade dont nous relatons l'observation fut opéré sans excision musculaire.

La réduction de la masse herniée fut obtenue par un procédé original dont nous donnerons le détail au chapitre suivant.

L'immobilisation sera rigoureusement gardée pendant trois ou quatre semaines ; c'est pour l'avoir supprimée dès le douzième jour, que Gazin a vu son malade offrir une récidive rapide.

PRONOSTIC. — En dépit de toutes ces précautions opéra-
toires et post-opératoires, les résultats obtenus jusqu'ici n'ont
pas été parfaits. On a fréquemment constaté une récidive
partielle ou une distension cicatrielle plus ou moins accen-
tuée. Quant au résultat fonctionnel, il a toujours été plus que
suffisant, l'impotence, la gêne des mouvements ayant complètement disparu. Le pronostic post-opératoire est donc en
somme aussi favorable que possible.

OBSERVATIONS

Observation I

(GIESS, 1886)

Hernie du jambier antérieur consécutive à un coup de pied de cheval. Excision de la partie musculaire herniée, avec suture consécutive de la plaie cutanée seulement. Insuccès complet. La hernie se reproduit sous la cicatrice.

Observation II

(GIESS, 1887)

Hernie du moyen adducteur. La masse herniée est mise à découvert, abrasée, les lèvres de la solution de continuité apo-névrotique avivées, affrontées, suturées au catgut. Lèvres cutanées suturées. Immobilisation pendant seize jours dans appareil plâtré. Succès complet.

Observation III

(SELLERBECK, 1891)

Hernie du moyen adducteur. La hernie étant réductible, Sellerbeck essaie de maintenir la réduction par trois points de

suture ainsi placés : le fil de catgut enfoncé, un centimètre en
dehors d'une des lèvres de l'ouverture aponévrotique, fut con-
duit dans l'épaisseur du tissu musculaire, ressortit un centimètre en dehors de l'autre lèvre fibreuse, dans laquelle il péné-
tra de nouveau un centimètre plus bas pour repasser, par un
trajet analogue au premier, dans le muscle, et sortir à travers
la lèvre aponévrotique perforée la première ; là, les deux chefs
furent liés ensemble. Suture cutanée, immobilisation. Reproduction partielle, amélioration considérable dans l'état fonctionnel du membre.

Observation IV

(Gazin, 1892)

Hernie du moyen adducteur de la grosseur d'un œuf, ancienne, douloureuse, rebelle. Incision de dix centimètres.
Excision de la portion herniée. Huit points de suture au catgut
fort réunissent en un seul temps les bords de la gaîne du
muscle et de l'aponévrose fémorale ; sept points au fil d'argent
ferment l'incision cutanée.

Le douzième jour, l'opéré se lève. Reproduction partielle
due au lever trop hâtif. Résultat parfait au point de vue fonctionnel.

Observation V

(Hartmann, 1892)

Hernie musculaire située à la partie antéro-externe de la
cuisse droite, datant de 1879, apparue à la suite d'une fracture compliquée de la cuisse. Bilobée. Molle, réductible. Dis-
paraît par l'extension et la contraction.

L'incision verticale découvre deux trous de l'aponévrose. Solution de continuité de l'aponévrose rapprochée par une série de points en capiton chargeant le muscle au passage. Suture de la peau, sans drainage, par une série de crins profonds et superficiels ; les profonds rechargent au passage la suture aponévrotique. Repos de quinze jours. Réunion immédiate. Plus de douleur. Récidive partielle de la grandeur d'une pièce de vingt centimes un an après.

Observation VI

(Choux, 1893)

Hernie musculaire du jambier antérieur droit par distension de l'aponévrose d'enveloppe. Incision de la peau de 7 centimètres. Incision correspondante de la gaîne aponévrotique. Résection, sur une largeur de 3 à 4 millimètres, de chacune des lèvres fibreuses de l'incision. Ligatures constrictives au crin de Florence placées sur la moitié antérieure de l'épaisseur du muscle, perpendiculairement à la direction de ses fibres. Suture au crin également des lèvres de la solution de continuité aponévrotique et de l'incision cutanée. Pansement antiseptique et compressif. Immobilisation de la jambe et du pied dans une gouttière en zinc laminé, enveloppant toute la circonférence de la jambe.

Séjour au lit de vingt jours. Guérison.

Observation VII

(Legueu, 1895)

Il y a vingt-cinq ans, le malade fut mordu au bras par un cheval et soulevé de terre. Pendant quelques semaines, impotence, ecchymose, gonflement assez marqué.

Actuellement, sur le bord externe du biceps, on a une tumeur de la grosseur d'un œuf de poule, apparue peu après un violent effort.

Quelques centimètres au-dessus, sur le trajet de la longue portion du biceps, au-dessous du muscle grand pectoral, induration en forme de noyau très manifeste.

Deux choses donc, hernie et noyau sur le tendon.

OPÉRATION. — L'incision découvre le biceps dont les fibres musculaires soulèvent une simple gaîne celluleuse, alors que la base de la hernie est circonscrite par un orifice irrégulier dont l'aponévrose est normale. Il y a donc non pas une perforation, mais un amincissement considérable de l'aponévrose. L'incision, prolongée vers le bord inférieur du grand pectoral, découvre un noyau cicatriciel très ancien. La hernie est excisée après avoir été fendue en deux moitiés ; rien d'anormal au centre du muscle. Réunion, par des points entrecoupés de catgut, des surfaces avivées du muscle. Gaîne aponévrotique restaurée par des sutures au catgut. Suture des parties superficielles. Le malade sort guéri quinze jours plus tard.

Le malade est revu trois mois après ; la hernie n'a pas reparu ; pendant la contraction comme pendant le repos du muscle, on ne sent pas de soulèvement appréciable, et le résultat fonctionnel peut être qualifié de très bon.

Observation VIII

(LEJARS)

Tumeur de forme ovalaire assez volumineuse siégeant dans la région du tenseur du fascia lata. Tous les signes de hernie vraie. Dans le relâchement on sent une sorte d'arcade occupant la partie inférieure de la tumeur.

Opération. — L'incision découvre une aponévrose très distendue, mais sans éraillure ni solution de continuité ; la sensation de boutonnière était due à la différence de consistance des portions herniée et non herniée du muscle. Incision de la gaîne aponévrotique. Excision d'un coin musculaire. Suture profonde du muscle par trois fils en U, superficielle, par un surjet au catgut. Reconstitution de la paroi aponévrotique par des fils en U et un surjet achevant l'adossement des deux lèvres.

Résultats opératoire et fonctionnel parfaits.

Observation IX

(Prise par M. Abadie dans le service de M. Forgue)

M .., vingt et un ans, soldat au 2ᵉ génie. Salle Lallemand, n° 19.

Antécédents héréditaires. — Rien d'intéressant.

Antécédents personnels. — Rougeole à douze ans.

Maladie actuelle. — Il y a environ un an, choc d'une pierre assez volumineuse contre la face antéro-externe de la jambe gauche. Pas de plaie ; légère ecchymose les jours suivants. Le malade éprouve une douleur vive en un point, et peu à peu se forme une petite tumeur au point traumatisé. Les mouvements de la marche, gênés pendant quelques jours, redeviennent normaux, et au bout de deux à trois semaines le malade ne ressent de la douleur que s'il marche longtemps, encore cette douleur est-elle insignifiante.

Le 12 juin 1901, notre malade, occupé à des travaux de mines, travaillait à creuser une galerie ; il dut, à un moment donné, soulever une poutrelle pour la cadrer ; il fit un violent effort en s'arc-boutant surtout sur la jambe gauche. Au

moment de l'effort, il sentit brusquement une douleur lanci-
nante au point autrefois traumatisé, avec propagation dans
tout le mollet et le creux poplité.

Etat actuel. — Le malade se trouve gêné pour marcher,
au repos il ne souffre pas, mais la douleur est assez accen-
tuée pendant la marche ou les efforts pour qu'il réclame
lui-même une intervention.

A l'inspection, le malade étant couché, on trouve sur la
face antéro-externe de la jambe gauche, à l'union du tiers
supérieur et du tiers moyen, à deux centimètres de la crête
du tibia, une légère saillie ovoïde à grand axe parallèle au
tibia, longue de 4 centimètres, large de 3, haute de 3 millimètres ; à ce niveau, la peau est normale. Lorsqu'on déter-
mine l'extension passive du pied sur la jambe, ou lorsque,
ordonnant au malade de fléchir le pied sur la jambe, on
s'oppose à ce mouvement, de façon à rendre plus active la
contraction des muscles antéro-externes de la jambe, on
constate une diminution légère de la saillie anormale.

Palpation. — a) Malade couché, muscles au repos. La
tumeur est molle, flasque en son centre. Le doigt explorateur
sent nettement sur tout le pourtour un bord tranchant tendu,
comme si l'aponévrose du jambier antérieur étant déchirée,
présentant une fenêtre, la masse musculaire saillait à travers
cet orifice. Nous insistons sur la netteté du rebord aponévrotique contre lequel vient buter l'index et sur la flaccidité de
la tumeur à son centre. Du côté interne, on sent le bord
aponévrotique à environ un centimètre de la crête du tibia.

b) Malade couché; extension passive du pied sur la jambe.
La palpation confirme la réduction partielle de la tumeur
dont la consistance devient plus ferme.

c) Malade couché; contraction active du jambier par le

mécanisme indiqué plus haut; la consistance devient plus ferme encore, la réduction n'est jamais complète.

Diagnostic. — Il s'agit d'une hernie musculaire vraie et non d'une fausse hernie avec rupture partielle des fibres musculaires. Quoique partielle, la réductibilité par l'extension passive et la contraction active permettent un diagnostic précis.

Opération le 25 juin. — Anesthésie locale à la cocaïne. Incision des téguments. On arrive vite sur la tumeur effectivement constituée par la hernie, à travers une déchirure très nette de l'aponévrose du jambier antérieur, sans aucune rupture de ses fibres. On vérifie à nouveau la réductibilité incomplète de la tumeur. On sectionne alors de légères adhérences que la masse musculaire, à peine recouverte d'une légère nappe celluleuse, avait contractées avec l'aponévrose sur tout le pourtour de l'orifice herniaire. En répétant les manœuvres de Farabeuf, on constate alors que la réduction devient complète.

L'opération, à partir de ce moment, comprendra deux temps : 1° réduction de la masse musculaire herniée, car l'accolement du pourtour aponévrotique est impossible; 2° contention sous l'aponévrose par fermeture de la solution de continuité.

1° L'orifice herniaire est agrandi par deux incisions parallèles au tibia, l'une en haut, l'autre en bas.

On place alors trois fils en U de chaque côté. Ces fils pénètrent par la face externe de l'aponévrose, chargent un certain nombre de faisceaux musculaires et ressortent un centimètre plus bas sur la même lèvre aponévrotique. Ces fils sont noués sur la face externe de l'aponévrose, étreignant ainsi les fibres musculaires chargées au passage. On obtient ainsi une réduction notable.

2° On prend alors les deux chefs d'un point en U noués sur la lèvre gauche, et on les noue par-dessus l'ouverture aponévrotique avec les deux chefs du point en U opposé de la lèvre droite. On noue ainsi tous les fils en U avec leur vis-à-vis. La fente aponévrotique étant considérablement réduite, un surjet rapproche complètement et adosse l'une contre l'autre les deux lèvres aponévrotiques.

Pansement compressif et repos au lit.

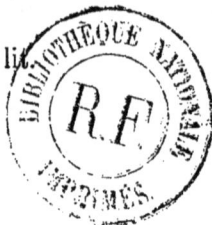

CONCLUSIONS

Les insuccès de la méthode palliative nous feront rejeter ce mode de traitement.

Le traitement radical, qui a donné sinon toujours des succès complets, du moins des résultats fonctionnels parfaits, aura nos préférences.

La bénignité de l'intervention aidant, nous n'hésiterons pas à pratiquer chirurgicalement la réduction et la contention dans sa gaîne aponévrotique du muscle hernié.

BIBLIOGRAPHIE

MOURLON. — Essai sur les hernies musculaires (Paris, 1861).

PRAT. — Considération sur la hernie du jambier antérieur (Thèse de Paris, 1879).

FARABEUF. — Bul. et Mém. de la Société de chirurgie (Paris, 1881).

GIESS. — Deux cas de hernie musculaire traités chirurgicalement (Berlin, 1886).

GUINARD. — Des hernies musculaires (Gaz. hebdom. de médecine et de chirurgie, Paris, 1888).

TÉDENAT. — Lipomes et hernies musculaires (Nouveau Montpellier médical, 1892).

CHOUX. — Revue de chirurgie, 1893.

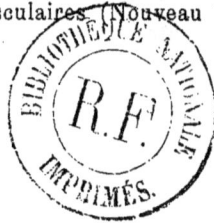

102

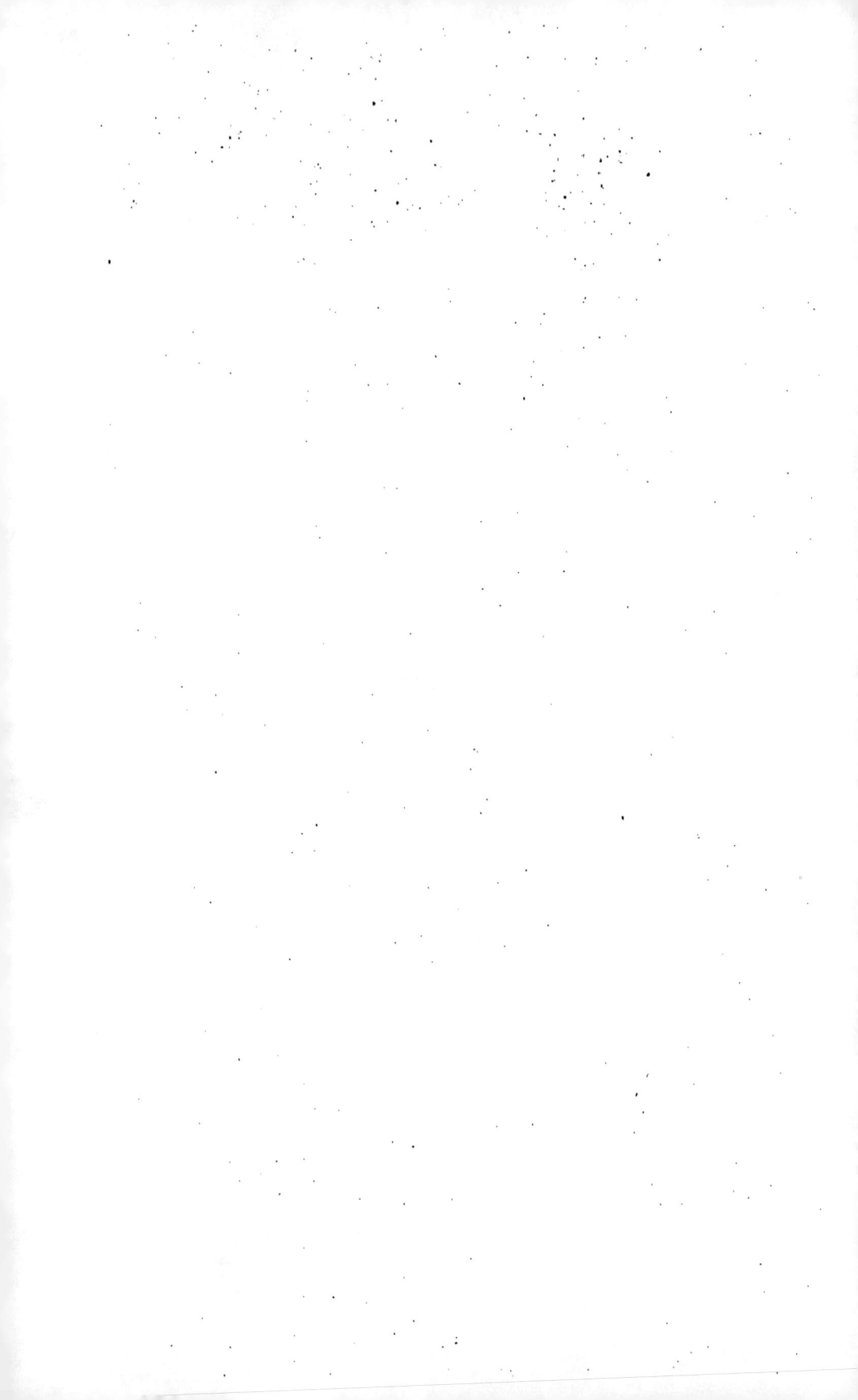

www.ingramcontent.com/pod-product-compliance
Lightning Source LLC
Chambersburg PA
CBHW060512210326
41520CB00015B/4203